Symptomatische Homöopathie für Katzen

Homöopathische Hausapotheke

Kirsten Schulitz

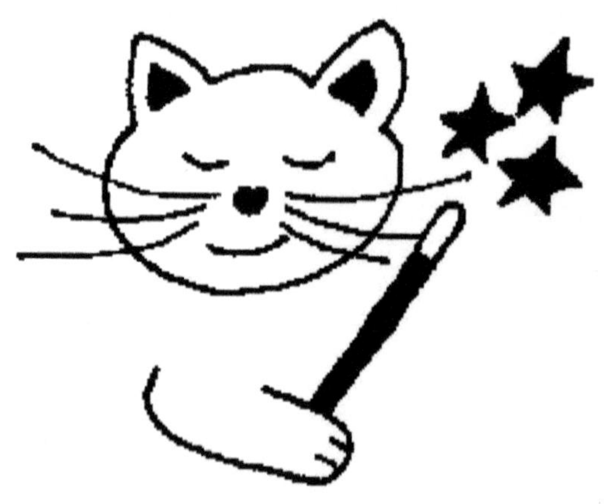

Dieses Buch ersetzt selbstverständlich nicht den Gang zum Tierarzt, Tierheilpraktiker oder Katzenhomöopathen.

Die Informationen und Ratschläge in diesem Buch sind mit aller Sorgfalt zusammengestellt und mehrfach überprüft worden. Dennoch kann eine Garantie nicht übernommen werden. Eine Haftung der Autorin für Schäden irgendeiner Art, die sich direkt oder indirekt aus dem Gebrauch der hier vorgestellten Anwendungen ergeben, ist ausgeschlossen. Bitte nehmen Sie bei ernsthaften Beschwerden Ihrer Katze professionelle Diagnose und Therapie durch einen Tierarzt, Tierheilpraktiker oder Katzenhomöopathen in Anspruch.

Die Wirksamkeit der Homöopathie ist bisher wissenschaftlich nicht nachgewiesen oder umstritten.

Symptomatische Homöopathie für Katzen
Homöopathische Hausapotheke

Originalausgabe 2012

© Kirsten Schulitz

Herstellung und Verlag:
BoD - Books on Demand

ISBN 978-3-8482-2194-3

Inhaltsverzeichnis

Vorwort

Lieber Leser und Katzenfreund,

ich freue mich, daß Sie diese Zeilen lesen und sich für die Homöopathie für Katzen interessieren, um Ihrer Katze auf sanfte Weise bei kleineren Beschwerden selber helfen zu können.

Seit vielen Jahren bin ich als ganzheitliche Katzenberaterin tätig, mit den Schwerpunkten Katzenhomöopathie und Katzenpsychologie.

Dieses Buch soll selbstverständlich nicht den Gang zum Tierarzt oder Katzenhomöopathen ersetzen. Doch manche kleinere bzw. allgemeine Beschwerden können Sie sehr gut selber unterstützen. Und so entstand die Idee zu diesem Buch.

Hier notiere ich ausschließlich die Beschwerden, die Sie wirklich selber Zuhause mit der Homöopathie therapieren können. Ist Ihre Katze jedoch leider chronisch und schon länger krank, hat sie mehrere Beschwerden, ist sie gesamt aus dem Gleichgewicht, dann ist eine symptomatische Unterstützung, wie ich sie hier darstelle, nie ausreichend; hier ist eine individuelle Anamnese (Fallaufnahme) und eine fachkundige, konstitutionelle Behandlung unumgänglich, und Sie sollten sich im Sinne Ihrer Katze an einen guten Katzenhomöopathen wenden.

Die Homöopathie birgt großartige Möglichkeiten, doch sollte man sich immer gut informieren und eines immer beherzigen:

Haben Sie Respekt vor der Homöopathie!

Ich wünsche Ihnen viel Freude mit diesem Buch und hoffe natürlich, daß Ihre Katze lange gesund und glücklich lebt.

Schnurrige Grüße,

Ihre

Kirsten Schulitz

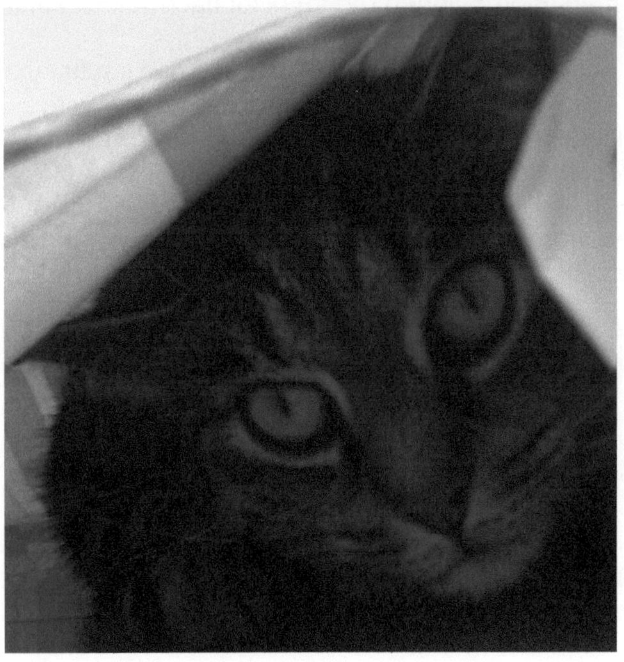

Über die Homöopathie

Die Homöopathie ist eine sanfte Naturheilkunde, die das innere und äußere Gleichgewicht wieder herstellen, die eigenen Selbstheilungskräfte wieder anregen, das Immunsystem wieder eigens stärken kann. Sie gibt dem Körper praktisch die Impulse, sich selber wieder zu regenerieren, dieses Gleichgewicht wieder zu erreichen.

Die Homöopathie arbeitet mit Informationen. Und genau dies ist der Grund, warum die Schulmedizin bzw. die Wissenschaft die Homöopathie (noch) nicht anerkennt, weil man Informationen (noch) nicht nachweisen kann.

Homöopathische Mittel haben immer eine Ursubstanz, die auf spezielle Weise verdünnt (potenziert) wird. Jede Ursubstanz kann theoretisch und praktisch als homöopathisches Mittel aufbereitet werden.

Jedes homöopathische Mittel kann in jeder beliebigen Potenz hergestellt werden.

Ein homöopathisches Mittel trägt immer den lateinischen Namen der Ursubstanz und weist eine Potenz auf.

Die Homöopathie für sich wurde von Samuel Hahnemann (1755 bis 1843) begründet.

Er entdeckte, daß das, was einen Gesunden krank macht, einen Kranken auch wieder gesund macht. Daher bedeutet Homöopathie „Gleiches mit Gleichem heilen" bzw. „Ähnliches mit ähnlichem heilen".

Damit nun aber, bei nicht sachgemäßer Anwendung, neue Beschwerden auftreten, der Körper also krank wird, begann Hahnemann, die Ursubstanzen zu verdünnen. Er entwickelte ein spezielles Verfahren, das Potenzieren. Hierbei entdeckte er, daß durch das Potenzieren die Mittel eine weitaus größere Wirkung erzielen konnten denn als Ursubstanz. Er erkannte, je höhere die Potenz, umso tief greifender und wirkungsvoller wird das Mittel.

Dies bedeutet aber auch, daß je höhere die Potenz ist, man umso mehr genau das richtige Mittel gefunden haben musste, denn nur dann erkennt der Körper die Impulse und kann sie für sich entsprechend umsetzen. Bei niedrigeren Potenzen dagegen kann auch ein Mittel, das nicht zu 100% angezeigt ist, noch eine positive Wirkung erzielen, wenn auch i.d.R. nicht komplett ausreichend.

Die Homöopathie für Tiere, und so natürlich auch für Katzen, wurde dann schließlich abgeleitet aus der Homöopathie für Menschen. Homöopathie für Tiere/Katzen hat also ihren Ursprung in der Homöopathie für Menschen.

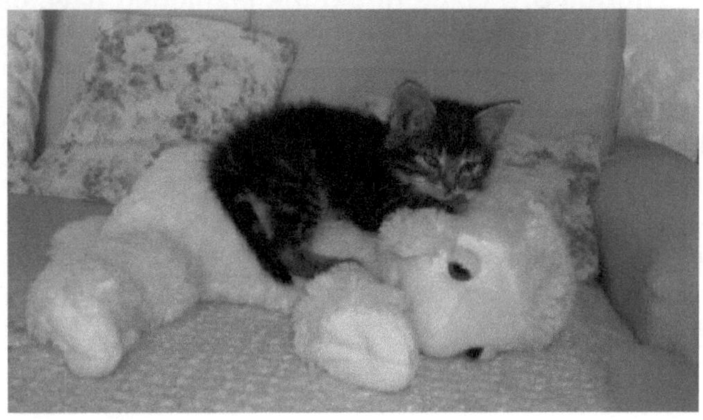

Darreichung, Gaben und Potenzen

Homöopathische Mittel bekommen Sie in der Apotheke.

Es gibt homöopathische Mittel als Tabletten, Globuli (Streukügelchen) oder Tropfen (mit Alkohol).

Wählen Sie als Darreichungsform für Ihre Katze vorzugsweise **Globuli,** da diese am einfachsten unseren Katzen zu geben sind.

Bei einer sonst gesunden und ausgewachsenen Katze **entspricht eine Gabe immer 4 bis 5 Globuli**, die man der Katze am besten direkt sanft seitlich ins Mäulchen einstreicht. Läßt die Katze dies nicht zu, nimmt man pro Gabe ca. **7 Globuli** und gibt diese über ein wenig Feuchtfutter, oder man nimmt **7 bis 10 Globuli**, zermalmt diese mit einem Holzlöffelrücken o.ä. fein zu Pulver, was man dann unter eine kleine Menge Lieblingsfeuchtfutter untermischt oder in Katzenmilch o.ä. auflöst.

Katzenkinder und geschwächte Katzen erhalten nur 1 bis 2 Globuli pro Gabe direkt ins Mäulchen bzw. ca. 4 Globuli übers Futter.

Die bessere Gabe jedoch ist immer die direkte sanft ins Mäulchen, was Sie, wenn möglich, insbesondere bei Einmalgaben vorziehen sollten.

Bitte die Globuli nicht in Leckerlies verstecken, da die Globuli mit der Mundschleimhaut in Kontakt kommen müssen.

Bei Tabletten entspricht **eine Gabe 1 Tablette**, die Sie ganz einfach in ein wenig Feuchtfutter oder z.B. in Vitaminpaste untermischen können.

Ein homöopathisches Mittel gibt man immer so selten wie möglich und so häufig wie möglich. **Bei akuten Beschwerden reicht oft schon eine einzige Gabe...!**

Zwischen einzelnen Mittelgaben sollten immer mindestens **2 Stunden** liegen.

D-Potenzen werden mit dem Faktor 10 potenziert, C-Potenzen mit dem Faktor 100. Daher ist eine Potenz C 6 höher als eine Potenz D 6. Je höher die Potenz, also die „Zahl", umso energetischer arbeitet das Mittel, umso mehr Kenntnisse aber sollten Sie auch von der Homöopathie haben.

Wählen Sie daher bitte immer nur **niedrige Potenzen, vorrangig die Potenz D6.** Denn gibt man eine hohe Potenz zu häufig, besteht die Gefahr, daß die Katze ins Mittelbild fällt, also genau die Beschwerden bekommt, die Sie eigentlich therapieren möchten. Hohe Potenzen sollte immer nur ein wirklich fachkundiger Katzenhomöopath empfehlen bzw. geben!

Häufigkeit der Gaben:

Die Potenzen D1 bis D6 gibt man anfangs 2 bis 3mal am Tag, in Ausnahmefällen alle 2 Stunden, bei Besserung dann 1 bis 2mal am Tag, bis bestens, nicht aber länger als 5 bis 7 Tage am Stück (Ausnahme Organunterstützung).

Die Potenz D12 gibt man 1 bis 2mal (hier dann 1mal morgens und 1mal abends) am Tag.

Die Potenz D30 gibt man nur 1mal am Tag, i.d.R. erst einmal einmalig.

Die Potenz C30 gibt man erst einmal immer nur einmalig. Eine Gabenwiederholung sollte nicht vor 1 Woche stattfinden, wenn wirklich erforderlich, besser noch erst nach 4 Wochen.

Sobald es Ihrer Katze besser geht, keine weiteren Gaben! Denn nun soll der Körper wieder alleine „übernehmen". Dies kann auch nach nur einer einzigen Gabe bereits der Fall sein. Daher nach der ersten Gabe bitte erst einmal abwarten, ob diese nicht vielleicht schon ausreicht.

Nur dann, wenn Organe homöopathisch direkt unterstütz werden, sind regelmäßige, häufige und längerfristige Gaben erforderlich.

Sind in diesem Buch mehrere mögliche Potenzen angegeben, wählen Sie bei einer direkten Organunterstützung (z.B. Herz, Nieren, Leber) immer vorzugsweise die niedrigste lieferbare Potenz. Die D1 ist niedriger als D3 als D4 als D6.

Ganz wichtig ist immer auch die Suche nach der möglichen **Ursache** für die Beschwerden Ihrer Katze, sowohl im Hinblick auf die Mittelwahl als auch bzgl. der Genesung Ihres Tigers. Denn wenn Ihre Katze langfristig gesund werden soll, muß die Ursache der Erkrankung für die Zukunft behoben werden. Dies kann körperlich genau so wie seelisch sein!

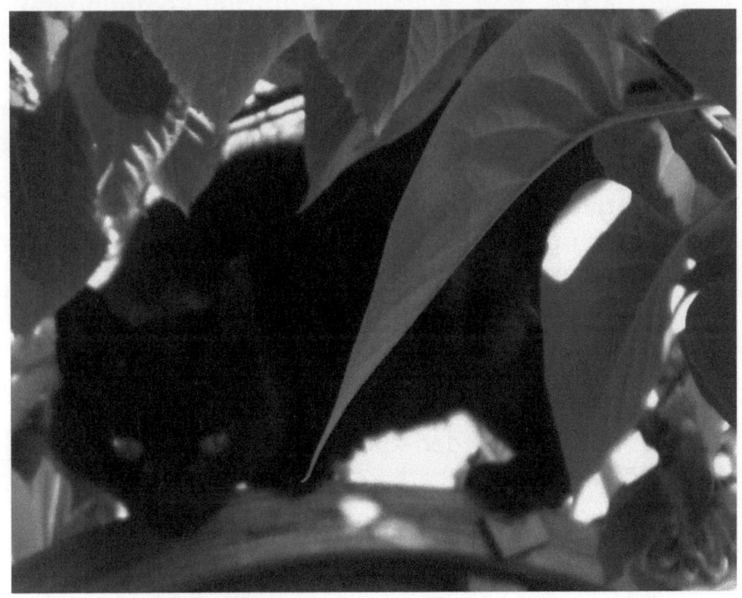

Beschwerden und Mittel

Abszeß

Einen Abszeß erkennen Sie an einer lokalen Schwellung bei Ihrer Katze, die sich i.d.R. weich anfühlt. Oft wurde die Katze hier gebissen oder gekratzt, und es hat sich Eiter an dieser Stelle unter der Haut gebildet.

Ist Ihre Katze dort auffällig **berührungsempfindlich**, geben Sie ihr **Hepar sulfuris D12**, eine vorerst einmalige Gabe. Der Abszeß sollte sich hierauf öffnen, der Eiter austreten und abließen.

Wenn Ihre Katze am Abszeß aber **nicht berührungsempfindlich** ist, der Abszeß sich eher kalt anfühlt, dann geben Sie ihr eine einmalige Gabe **Silicea D30**. Auch hier sollte der Abszeß sich öffnen.

Wenn nach maximal 3 Gaben des jeweiligen Mittels jedoch keine Besserung eingetreten ist, der Abszeß sich nicht geöffnet hat, dann sollten Sie mit Ihrer Katze einen Tierarzt aufsuchen, der den Abszeß dann mit dem Messer öffnen wird.

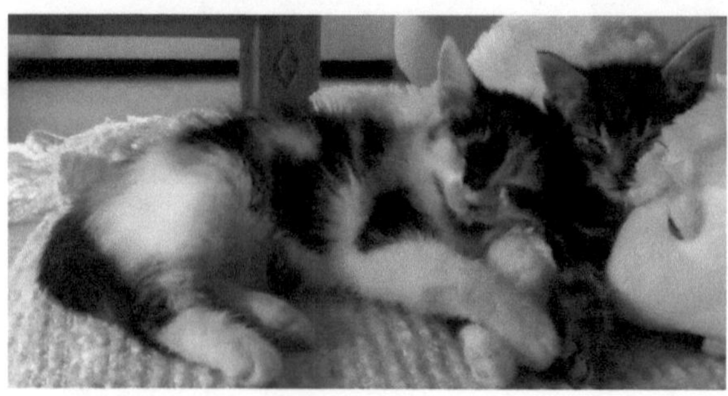

Augen

Sind die Augen betroffen, muß man zuerst nach der möglichen Ursache forschen, denn u.a. hiervon hängt das homöopathische Mittel ab.

Könnte eine kleine Verletzung am/im Auge vorliegen? Könnte ein kleiner Fremdkörper im Auge sein, z.B. ein Staubkorn? Diese beiden Vermutungen sind dann wahrscheinlich, wenn nur ein Auge betroffen ist, es plötzlich kam, die Katze sonst keine Beschwerden hat.

Beim Verdacht, daß eine kleine **Verletzung** vorliegen könnte, z.B. bei einer Freigänger-Katze, die durch Büsche strömert, geben Sie ihr eine vorerst einmalige Gabe **Arnica D 6 oder D30.**

Könnte ein kleiner **Fremdkörper** im Auge sein, geben Sie Ihrer Katze eine vorerst einmalige Gabe **Silicea D30.**

Ist jedoch eine akute Ursache ausgeschlossen, sind beide Augen betroffen, neigt die Katze ggf. zu weiteren (Schnupfen-)Beschwerden, wird eher eine umfassende, konstitutionelle Therapie erforderlich sein.

Tränen die Augen sehr stark und flüssig, dann können Sie Ihrer Katze **Allium cepa D6** geben, 3 Gaben am Tag, über den Tag verteilt, bis es besser ist.

Ist die Tränenflüssigkeit dagegen eher **fest konsistentig und grünlich**, wählen Sie **Pulsatilla D6**, ebenfalls 3 Gaben am Tag, über den Tag verteilt, bis es besser ist.

Bewegungsbeschwerden (im Alter)

Bei Bewegungsbeschwerden und –auffälligkeiten, wenn die Katze älter ist, wie u.a. Arthrose, sollten Sie zuerst die Ernährung betrachten und Ihre Katze wirklich gesund und natürlich ernähren. Auch Übergewicht kann zu Bewegungsproblemen führen.

Hat Ihre Katze **allgemeine Bewegungsbeschwerden**, können Sie ihr **Harpagophytum D6** geben, 3 Gaben am Tag, bis auf weiteres bzw. bis sie weniger Beschwerden hat.

Falls die Beschwerden **am schlimmsten nach dem Aufstehen sind, aber besser werden, je länger sich Ihre Katze bewegt**, wählen Sie **Rhus toxicodendron D6**, 3mal am Tag eine Gabe, bis auf weiteres bzw. bis es besser ist.

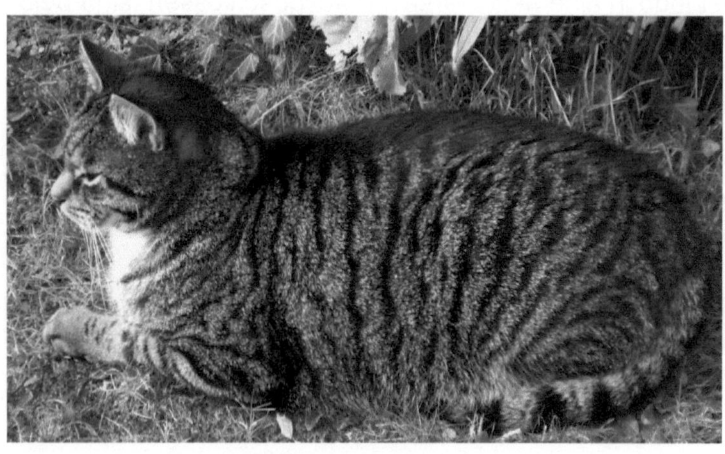

Bindehautentzündung

Weisen die Augen Ihrer Katze eine Bindehautentzündung auf, die sich in ggf. Rötung und Tränenfluß äußert, können Sie zum einen das **Immunsystem** Ihrer Katze mit **Echinacea D6,** zwei bis drei Gaben am Tag, allgemein stärken sowie mit einer **Vitaminpaste.**

Ist der Tränenfluß **dick und grünlich**, geben Sie ihr **Pulsatilla D 6**, drei Gaben am Tag.

Wenn der Tränenfluß jedoch absolut **klar und flüssig** ist, dann geben Sie Ihrer Katze **Allium cepa D6,** drei Gaben am Tag.

Steht jedoch die **Entzündung** im Vordergrund mit schleimigen, scharfen Tränen, Sie erkennen Bläschen, etc., dann geben Sie ihr **Mercurius solubilis D6**, drei Gaben am Tag, oder **Mercurius solubilis D12**, eine Gabe am Tag.

Sind die Augen dagegen **dick und geschwollen**, dann geben Sie Ihrer Katze **Apis D6,** drei Gaben am Tag, bis die Schwellung zurück gegangen ist.

Zusätzlich können Sie Ihrer Katze **Euphrasia-Augentropfen** sanft direkt in die Augen geben.

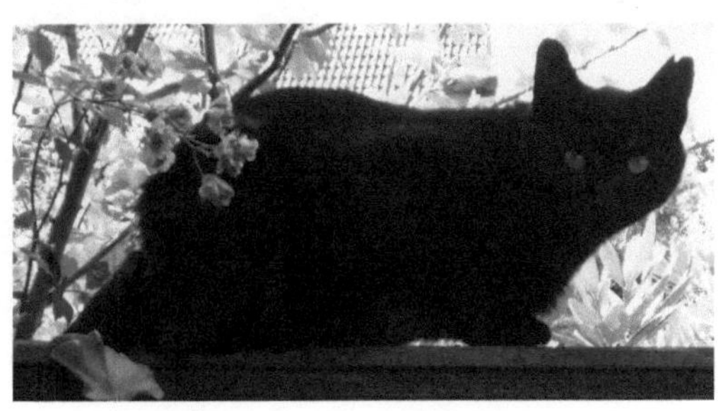

Bisswunden

Zur **allgemeinen Wundheilung** können Sie hier Ihrer Katze **Arnica D30** geben, eine Gabe am Tag, bis der Heilungsprozeß einsetzt.

Sollte der Biß, oder auch ein Einstich, **sehr tief** sein, dann wählen Sie **Ledum D6**, 3 Gaben am Tag, über den Tag verteilt, bis die Heilung einsetzt.

Wenn die Bisswunde sich entzündet, sich ein **Phlegmon** bildet (Schwellung mit Blut gefüllt, die nach oben aufsteigt und größer wird), geben Sie Ihrer Katze **Lachesis D30**, eine Gabe am Tag, bis die Schwellung zurück geht, was bereits nach einer Gabe der Fall sein kann.

Eine Bisswunde, wo sich **Eiter** bildet, behandeln Sie mit **Hepar sulfuris D12**; hier reicht oft eine einmalige Gabe.

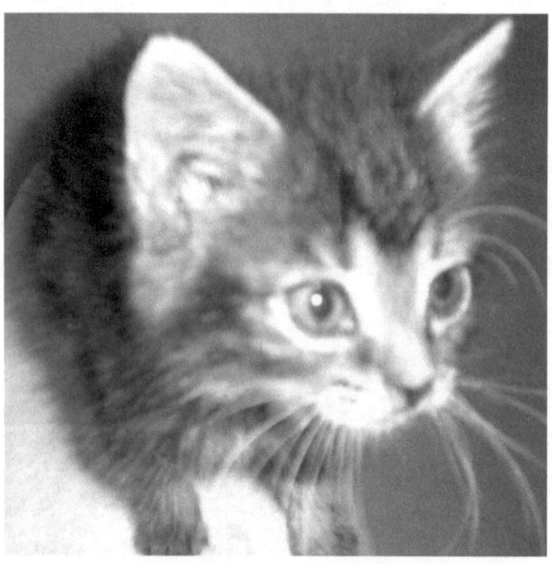

Blasenentzündung

Bei einer Blasenentzündung lässt die Katze zwar durchaus eine komplette Urinmenge, doch sie geht dennoch immer wieder aufs Katzenklo, um dort nur wenige Tropfen abzusetzen. Sie mag sich auch öfter hinten lecken.

Sucht Ihre Katze hierbei auffällig **kühle Plätze und Untergründe** auf, dann wählen Sie **Apis D6,** alle 2 Stunden eine Gabe, bis sie keine Beschwerden mehr hat; dies kann nach nur einer Gabe bereits der Fall sein.

In allen anderen Fällen geben Sie ihr Belladonna D6, ebenfalls alle 2 Stunden eine Gabe, bis sie beschwerdefrei ist, was ebenfalls bereits nach nur einer Gabe der Fall sein kann.

Hat die Katze aber (viel) **Blut im Urin**, dann ist **Cantharis D6** angezeigt, drei Gaben am Tag, wobei oft schon eine einzige Gabe ausreicht.

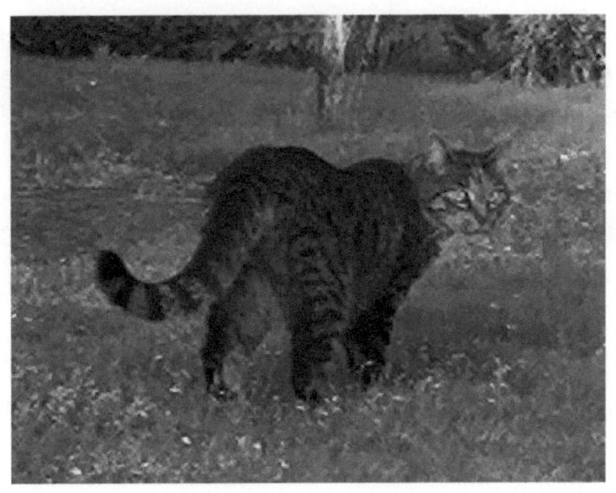

Brüche

Bei einem Bruch müssen Sie natürlich zuerst auf jeden Fall mit Ihrer Katze einen Tierarzt aufsuchen.

Zur **Unterstützung der Wundheilung** können Sie Ihrer Katze zum einen **Arnica D30** geben, eine Gabe am Tag, bis die Heilung einsetzt.

Damit die **Bruchstellen gut zusammenwachsen**, können Sie zusätzlich unterstützen mit **Symphytum D6**, 3 Gaben am Tag, oder **Symphytum D30**, eine Gabe am Tag, bis es besser wird, die Heilung einsetzt.

Diabetes

Diabetes wird i.d.R. Ihr Tierarzt mit einem **Bluttest** feststellen. Als Symptome kann man bei der Katze oft erkennen, daß sie zuerst deutlich zunimmt, um danach stark abzunehmen. Und sie trinkt viel.

Achten Sie auf jeden Fall auf eine **gesunde und natürliche Katzenernährung**, und **vermeiden Sie absolut Zucker (Caramel) im Futter!**

Um den Blutzuckerspiegel zu senken wählen Sie **Syzygium D30**, eine Gabe am Tag, bis der Zuckerwert hoffentlich wieder im Normbereich ist.

Durchfall

Bei Durchfall bitte zuerst vorsichtshalber das **Katzenfutter wechseln!** Hier sollte Ihre Katze **keine Milch erhalten, kein Öl und kein Fett**. Gerne aber können Sie ihr **Bierhefeflocken** über ihr Feuchtfutter streuen.

Diese Maßnahmen reichen meistens schon aus.

Ist die **Ursache hier jedoch eine Impfung oder Medikamente**, dann geben Sie die Medikamente in Rücksprache mit Ihrem Tierarzt bitte nicht weiter und Ihrer Katze eine einmalige Gabe **Sulfur D30.**

Wenn die Ursache möglicherweise **verdorbenes Futter** sein sollte, dann geben Sie Ihrer Katze eine einmalige Gabe **Arsenicum album D30.**

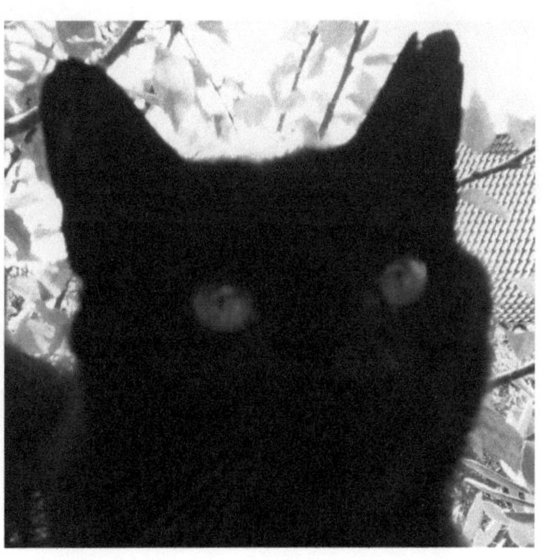

Entzündungen

Jede Art von Entzündung, wo deutlich die Entzündung selber im Vordergrund steht, spricht gut an auf **Mercurius solubilis D6**, 3 Gaben am Tag, über den Tag verteilt, bis die Entzündung ausgeheilt ist.

Epileptische Anfälle

Epileptische Anfälle der Katze gehören auf jeden Fall fachkundig abgeklärt und in fachkundige Hände eines guten Katzenhomöopathen.

Zeichnet sich ein Anfall ab oder hatte die Katze bereits einen Anfall, können Sie ihr eine einmalige Gabe **Belladonna D30** geben.

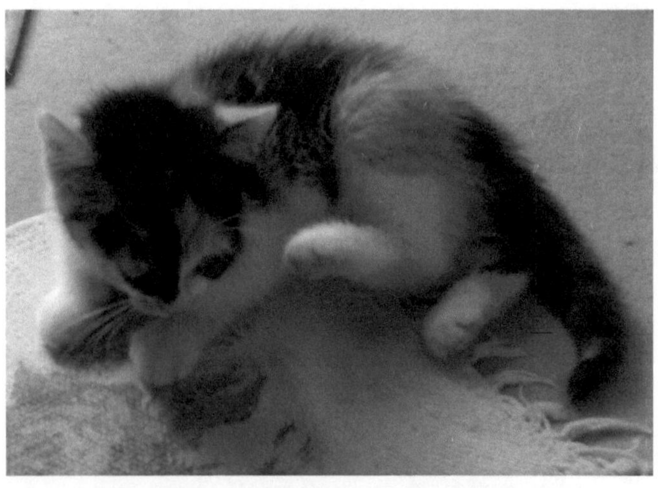

Erbrechen

Ein Erbrechen kann immer diverse mögliche Ursachen haben und sollte ggf. fachkundig abgeklärt werden.

Besteht der **Verdacht auf eine Vergiftung, daß Futter verdorben war, die Katze sonst etwas gefressen hat, was nicht gut war**, dann geben Sie ihr eine einmalige Gabe Arsenicum album D30.

Erbricht sie und hat sie gleichfalls Durchfall, ohne erkennbare Ursache, geben Sie ihr **Ipecacuanha D6**, 3 Gaben am Tag, über den Tag verteilt, bis sie nicht mehr erbricht.

Erbricht Ihre Katze Gras, war das Gras die Ursache. Hier müssen Sie nichts unternehmen.

Und wenn Ihre Katze Haare erbricht, waren hier die Haare die Ursache. Hier sollten Sie ihr zur Unterstützung frisches Katzengras anbieten.

Erbricht ihre Katze und hat sie auffällig **Appetit auf Katzengras**, Zimmerpflanzen, etc., könnte ihr Magensäurehaushalt aus dem Gleichgewicht sein. Hier geben Sie Ihrer Katze **Nux vomica D6 und Pulsatilla D6** im Wechsel, alle 2 Stunden jeweils eine Gabe, bis sie nicht mehr erbricht, nicht aber länger als 2 Tage am Stück.

Fell und Haut

Bei unschönem Fell und schlechter Haut sollten Sie zum einen auf eine **gesunde und natürliche Katzenernährung** setzen.

Zum anderen können Sie hier Ihrer Katze **Sulfur D30** geben, eine Gabe am Tag, bis das Fell besser aussieht, nicht aber länger als 5 Tage am Stück.

Auch **Bierhefeflocken** sind prima für ein schönes Fell und gesunde Haut.

Fieber

Hat Ihre Katze plötzlich hohes Fieber, geben Sie ihr bitte sofort eine einmalige Gabe **Aconitum D6 oder D 30.**

Hat sie weitere Symptome und Beschwerden, besteht das Fieber über einen längeren Zeitraum, sollten Sie mit ihr den Tierarzt aufsuchen bzw. einen guten Katzenhomöopathen kontaktieren.

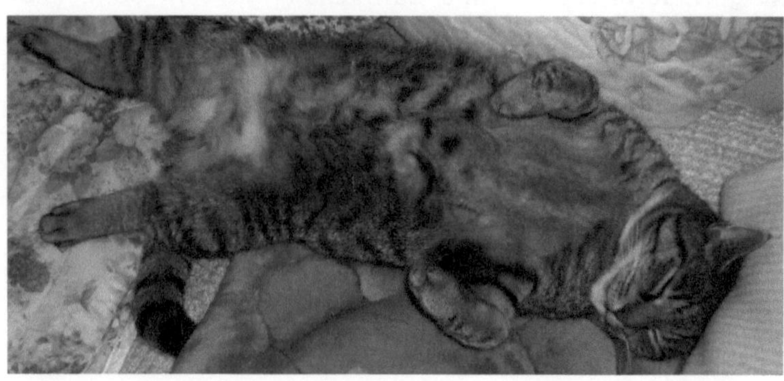

Flöhe

Bei diesen unliebsamen Parasiten können Sie zum einen Ihrer Katze **Bierhefeflocken** über ihr Feuchtfutter streuen.

Zum anderen geben Sie **Sulfur D30**, eine Gabe am Tag, bis sie keine Flöhe mehr hat, nicht aber länger als 5 Tage am Stück.

Zu herkömmlichen Flohmitteln sollten Sie nur dann greifen, wenn obiges wirklich nicht ausreicht, denn sie sind pure Chemie, belasten den Körper stark, haben mögliche Nebenwirkungen.

Gutartige Geschwülste

Diese können Sie versuchen zu reduzieren mit **Thuja D30**, eine Gabe am Tag, bis das Geschwulst sich zurück bildet. Nach maximal 5 Gaben aber sollte eine deutliche Besserung erkennbar sein, wenn Thuja hilft und angezeigt ist.

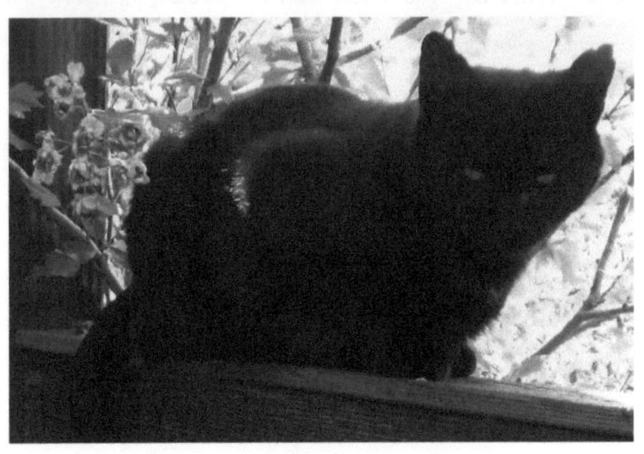

Harngrieß

Harngrieß, Kristalle, Struvit – all dies sind kleine Ablagerungen im Harnleiter, die verhindern, daß der Urin abfließen kann. Hier ist das Trockenfutter i.d.R. die Hauptursache! Daher ist bei Harngrieß immer die erste Maßnahme, rigoros **KEIN TROCKENFUTTER** mehr zu geben! Dies gilt für jede Art von Trockenfutter, auch für jedes angebliche Spezialfutter!

Den Verdacht auf Harngrieß sollten Sie haben, wenn Ihre Katze vergeblich versucht, Urin abzusetzen, kein Urin kommt, ggf. nur ein paar Tropfen oder gar ein wenig Blut.

Homöopathisch geben Sie Ihrer Katze zuerst eine einmalige Gabe **Lycopodium D30**. Dann warten Sie ein wenig ab, denn ggf. reicht dies schon aus und sie kann wieder normal Urin lassen.

Wenn jedoch nicht, dann geben Sie ihr anschließend, frühestens aber 2 Stunden nach der Gabe von Lycopodium, alle 1 bis 2 Stunden jeweils eine Gabe **Berberis D3, D4 oder D6**, bis der Urin wieder fließt.

Sobald sie wieder normal Urin lässt, keine weiteren Gaben.

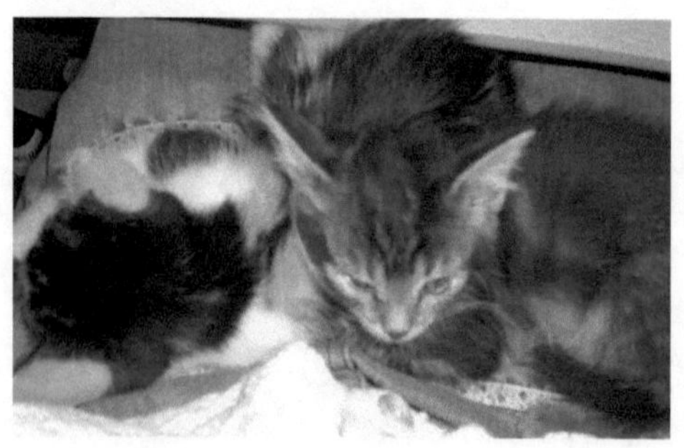

Herzbeschwerden

Probleme mit dem Herzen sollten selbstverständlich zuerst tierärztlich abgeklärt und diagnostiziert werden.

Das homöopathische Mittel zur Unterstützung des Herzens ist Crataegus, angezeigt bei einer **Herzinsuffizienz, einem Herzmuskelschaden** oder auch einem „Altersherz". Geben Sie Ihrer Katze 3mal am Tag, über den Tag verteilt, jeweils eine Gabe **Crataegus D1, D3, D4 oder D6**, bis auf weiteres bzw. bis ihr Herzchen wieder gut und normal arbeitet.

Bei einem **Herzklappenfehler** allerdings, der vom Tierarzt festgestellt wird, hat sich das homöopathische Mittel **Convallaria** bewährt. Wählen Sie hier die Potenz **D3, D4 oder D6** und geben Sie Ihrer Katze auch hier 3 Gaben am Tag, über den Tag verteilt, bis auf weiteres bzw. bis ihr Herzchen wieder gut und normal arbeitet.

Beim Herzklappenfehler bemerkt man oft, daß die Katze auffällig mit erhöhtem Kopf schläft.

Immunsystem geschwächt

Ist das Immunsystem Ihrer Katze geschwächt, können Sie ihr Immunsystem allgemein stärken mit einer **Vitaminpaste** und **Echinacea D 6**, 3 Gaben am Tag.

Impfreaktionen / Impfsarkom

Impfungen sind für sich nicht wirklich die beste Wahl. Denn keine Impfung schützt wirklich zu 100%, jede Impfung aber belastet den Körper, hat mögliche Nebenwirkungen, schwächt das Immunsystem. Ferner kann man davon ausgehen, daß ein Impfstoff, wenn überhaupt, über Jahre anhält, wenn nicht gar ein Katzenleben lang.

Gerade bei **Kombi- bzw. Mehrfachimpfungen** sind Impfreaktionen möglich, die sich in verschiedener Weise äußern können, von Erbrechen über Apathie zu Verhaltensveränderungen bis zu einem Impfsarkom (Tumor an der Impfstelle).

Wurde Ihre Katze vor kurzem geimpft und zeigt sie danach seelische und/oder körperliche Auffälligkeiten, spricht dies sehr für eine Impfreaktion.

Hier können Sie ihr eine einmalige und einzige Gabe **Thuja C 30** geben. Katzenkinder und sehr geschwächte Tiere sollten vorsichtshalber zuerst eine niedrigere Potenz erhalten; hier wählen Sie die **Potenz D 30** und ebenfalls eine vorerst einmalige Gabe.

Sollte eine Impfung gegen Katzenschnupfen genau diesen ausgelöst haben, ist Thuja jedoch nicht angezeigt. Hier sollten Sie sich an einen fachkundigen Katzenhomöopathen wenden.

Kastration

Bei der Kastration muß die Katze natürlich eine Narkose erhalten, und sie wird operiert. **Nach der Kastration**, zur Ausleitung des Narkosemittels, können Sie Ihrer Katze zuerst eine einmalige Gabe **Sulfur D30** geben und danach, mit einem guten Abstand zur vorherigen Gabe, eine einmalige Gabe **Arnica D30** zur Unterstützung der Wundheilung.

Katzenseuche

Die Katzenseuche ist eine Viruserkrankung, die i.d.R. vom Tierarzt diagnostiziert wird. Typische Symptome sind Erbrechen, Durchfall, Fieber. Das Immunsystem ist komplett gestört und geschwächt. Im Blutbild fällt die sehr niedrige Leukozytenanzahl auf. Geschwüre am Zahnfleisch können auftreten, und oft sitzt die Katze speichelnd vor dem Futternapf; sie möchte fressen, kann es aber nicht.

Geben Sie Ihrer Katze **Baptisia D30**, eine Gabe am Tag, bis es ihr hoffentlich wieder besser geht.

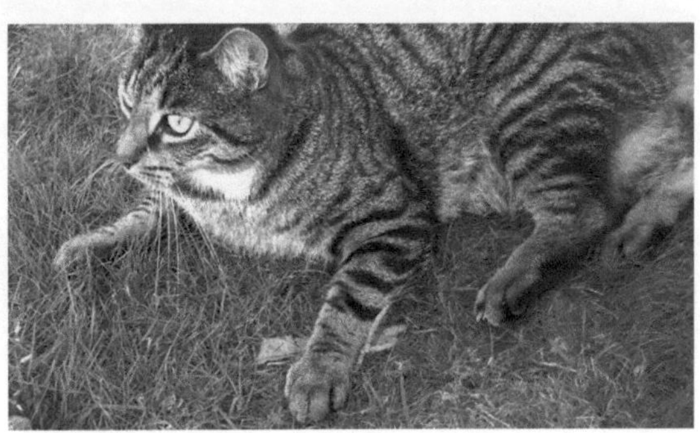

Katzenschnupfen

Katzenschnupfen äußert sich oft in diversen Symptomen wie Nasenausfluß, Augenausfluß, Husten, etc. Hier ist das Immunsystem der Katze gesamt geschwächt, Ihre Katze ist nicht im Gleichgewicht. Bei Katzenschnupfen sollten Sie sich am besten an einen fachkundigen Katzenhomöopathen wenden.

Sollte der Katzenschnupfen direkt nach einer **Impfung** gegen Katzenschnupfen ausgebrochen sein, sollte die Impfung also den Schnupfen ausgelöst haben, dann können Sie Ihrer Katze eine einmalige und einzige Gabe der **Katzenschnupfen-Nosode C 30** geben; Katzenkinder und geschwächte Tiere erhalten eine vorerst einmalige Gabe in der **Potenz D 30.**

Das Immunsystem können Sie zusätzlich stärken mit einer **Vitaminpaste** und mit **Echinacea D6**, 3 Gaben am Tag, über den Tag verteilt, bis es ihr hoffentlich besser geht.

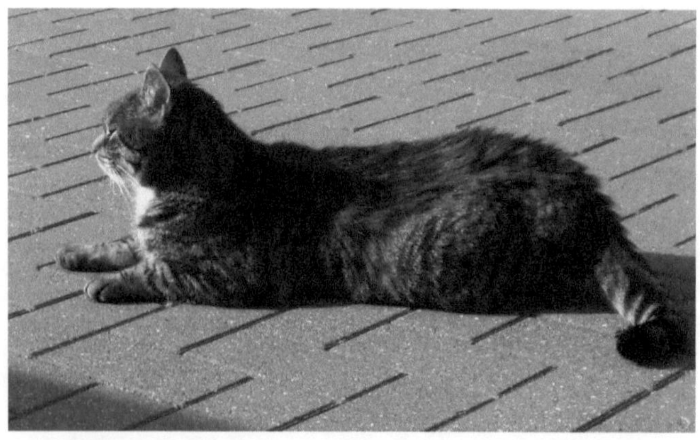

Kehlkopfentzündung

Diese wird i.d.R. vom Tierarzt festgestellt. Sie selber bemerken, daß Ihre Katze heiser ist, ihr Maunzen dumpf und krächzig klingt, sie vielleicht gar nicht mehr maunzen kann.

Hier hilft ein **Halswickel:** Nehmen sie ein feuchtkaltes Tuch und wickeln Sie es um den Hals Ihrer Katze, darüber wickeln Sie einen Wollschal.

Homöopathisch unterstützen können Sie hier Ihre Katze mit **Spongia D6**, 3 Gaben am Tag, über den Tag verteilt, bis es Ihrer Katze wieder besser geht.

Kreislaufbeschwerden

Diese sollten natürlich zuerst einmal fachkundig abgeklärt werden, insbesondere das **Herz** Ihrer Katze sollte vom Tierarzt untersucht werden. **Schmerzmittel** können u.a. zu Kreislaufbeschwerden führen. Ist dies der Fall, sollte das Schmerzmittel in Rücksprache mit dem Tierarzt nicht weiter gegeben bzw. zumindest reduziert werden.

Bei Kreislaufbeschwerden können Sie **Veratrum album D6** geben, 3 Gaben am Tag, über den Tag verteilt, bis es Ihrer Katze wieder gut geht, oder entsprechend bei Bedarf.

Kummer

Wenn die Katze leider Kummer hat, trauert, traurig ist, dann können Sie ihr eine einmalige und einzige Gabe **Ignatia C30** geben.

Leberbeschwerden

Probleme der Leber werden vom Tierarzt mittels Blutbild festgestellt. Nicht selten sind ein Zuviel an Medikamenten die Ursache für ein Leberproblem.

Bei einem Leberproblem ist der Kot oft lehmfarben, die Katze scheint oft traurig, lustlos, müde.

Geben Sie Ihrer Katze **Flor de piedra D4 oder D6**, 3 Gaben am Tag; geht es ihr besser, reduzieren Sie auf 2 Gaben am Tag, bei weiterer Besserung auf 1 Gabe am Tag, bis die Leberwerte wieder im Normbereich sind.

Zusätzlich können Sie ihr **Berberis D6** geben, 2 bis 3 Gaben am Tag, 1 Woche lang.

Geben Sie Berberis und Flor de piedra im Wechsel, immer mindestens 2 Stunden zwischen den einzelnen Gaben.

Mundschleimhautentzündung

Eine Entzündung der Mundschleimhaut entsteht oft dann, wenn eine Zahnfleischentzündung sich weiter ausbreitet.

Geben Sie hier Ihrer Katze **Mercurius solubilis D6**, drei Gaben am Tag, oder **Mercurius solubilis D12**, eine Gabe am Tag, bis es ihr hoffentlich wieder besser geht.

Reicht dies nicht aus, sollten Sie sich an einen guten Katzenhomöopathen wenden.

Nerven

Wann immer Nerven betroffen sind, sei es bei einem eingeklemmten Nerv, bei einer Nervenschädigung oder einer Nervenverletzung, geben Sie Ihrer Katze **Hypericum D6**, 3 Gaben am Tag, bis sie keine Beschwerden mehr hat.

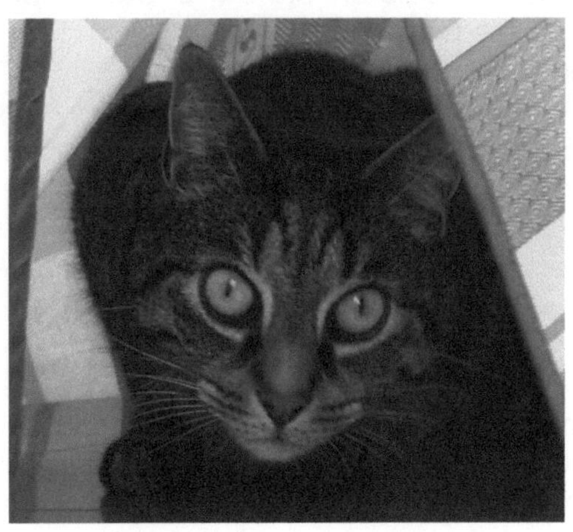

Niereninsuffizienz

Eine Niereninsuffizienz tritt insbesondere leider oft bei älteren Katzen auf. Hauptursache ist hier meist das industrielle Katzenfutter. Daher sollten Sie vor allem auf eine **gesunde und natürliche Katzenernährung** Wert legen. Und immer ist eine gesunde Ernährung besser als jedes angebliche Spezialfutter.

Bei einem Nierenproblem kann die Katze ferner gerne **Milchprodukte** zu sich nehmen wie Quark und Hüttenkäse, bitte aber am besten bio und immer pur.

Die Nierenwerte kann der Tierarzt per Bluttest feststellen; insbesondere der Kreatininwert ist hier wichtig, zusätzlich der Harnstoff-Wert.

Das erste Symptom, was man i.d.R. zuerst erkennt, ist, daß die Katze auffällig **viel trinkt.**

Geben Sie Ihrer Katze bei einem Nierenschaden **Lespedeza D 1, D3, D4 oder D6,** 3 Gaben am Tag. Geht es ihr besser, reduzieren Sie auf 2 Gaben am Tag, bei weiterer Besserung auf 1 Gabe am Tag, bis die Nierenwerte wieder im Normbereich sind.

Zusätzlich können Sie ihr **Solidago D6** geben, 2 bis 3 Gaben am Tag, eine Woche lang.

Geben Sie Lespedeza und Solidago im Wechsel, immer mindestens 2 Stunden zwischen den einzelnen Gaben.

Ist die Niereninsuffizienz leider schon **sehr weit fortgeschritten** und riecht die Katze bereits deutlich aus dem Mäulchen nach Urin, dann geben Sie Ihrer Katze zusätzlich einmal am Tag jeweils eine Gabe **Opium D30.**

Niesen

Niest Ihre Katze nur ein oder zweimal, sollten Sie zuerst einmal nur abwarten und nichts unternehmen.

Niest sie jedoch häufiger, überprüfen Sie, ob es einen direkten **Niesreizauslöser** gibt, wie u.a. aggressive Putzmittel, ätherische Öle, Duftstoffe, Staub, etc. Diese sollten Sie dann natürlich entsprechend entferne bzw. nicht weiter verwenden.

Zur allgemeinen Unterstützung ihres Immunsystems können Sie Ihrer Katze hier **Echinacea D6** geben, 2 Gaben am Tag, bis sie nicht mehr niest.

Ohrmilben

Ihre Katze juckt und kratzt sich immer wieder an den Ohren und in den Öhrchen entdecken Sie einen grauweißen Belag, das Ohr sieht evtl. entzündet aus? Dies spricht für Milben, eine genaue Diagnose macht natürlich der Tierarzt.

Geben Sie bei Ohrmilben Ihrer Katze dreimal am Tag, über den Tag verteilt, jeweils eine Gabe **Calendula D6**.

Zusätzlich können Sie ihr **Calendula-Urtinktur** ein- bis zweimal am Tag sanft ein wenig ins betroffene Ohr träufeln, das Ohr anschließend sanft von außen massieren, die Tinktur einmassieren. Beides, bis die Ohren wieder o.k. sind, nicht aber länger als 7 Tage am Stück.

Phlegmon

Wurde die Katze gebissen oder hat sie einen Kratzer abbekommen, dies hat sich entzündet und äußert sich in einer Schwellung, die sich ausbreitet, nach oben ansteigt, die mit Blut gefüllt ist, dann handelt es sich um ein so genanntes Phlegmon.

Hier geben Sie Ihrer Katze 1mal am Tag jeweils eine Gabe **Lachesis D30**, bis die Schwellung zurück geht, was bereits nach nur einer Gabe der Fall sein sollte.

Pilzbefall

Ein Pilzbefall äußert sich oft in einer kreisrunden, haarlosen Stelle, wo die **Haare am Rand sich leicht von selber ausziehen lassen.**

Es gibt aber auch andere untypische Hautauffälligkeiten, die für Pilzbefall sprechen, nicht aber sofort entsprechend einzuordnen sind. Auch **Antibiotika** können einen Pilz im Körper auslösen.

Bei Pilzbefall sollten Sie Ihrer Katze **kolloidales Silber** auf die entsprechenden Stellen sprühen und ihr dieses auch oral übers Futter geben.

Reaktion auf Medikamente

Bei einer Reaktion auf Medikamente können die Symptome mannigfaltig sein, dies kann sich körperlich genauso wie seelisch äußern, geht von Erbrechen über Durchfall bis zu Apathie und Verhaltensveränderungen.

Auf jeden Fall sollte hier das Medikament als Auslöser sofort abgesetzt werden.

Geben Sie Ihrer Katze dann eine Gabe **Sulfur D30.**

Schnupfen

Hat die Katze einen beginnenden Schnupfen, können Sie ihr zur allgemeinen Stärkung des Immunsystems **Echinacea D6** geben, 3 Gaben am Tag.

Geben Sie ihr gerne eine **Vitaminpaste** und lassen Sie sie mit Salzwasser **inhallieren,** was ihr ein wenig Erleichterung bringen sollte.

Sitzt der Schnupfen fest in der Nase und mag sich nicht lösen, geben Sie Ihrer Katze **Hepar sulfuris D 12.**

Schnupfen bwz. Katzenschnupfen lassen sich oft auch gut mit **Lachesis D30**, eine Gabe am Tag, reduzieren.

Ist der Nasenausfluß Ihrer Katze deutlich **dick und grünlich**, dann hat sich **Pulsatilla D6** bewährt, drei Gaben am Tag.

Schuppen

Hat Ihre Katze Schuppen, sollten Sie zuerst die Ernährung rigoros umstellen auf eine wirklich **gesunde und natürliche Katzenernährung.** Geben Sie insbesondere kein Trockenfutter mehr. Oft reicht diese Maßnahme schon aus.

Wenn jedoch nicht, geben Sie ihr einmal am Tag jeweils eine Gabe **Sulfur D30**, bis sie weniger Schuppen hat, nicht aber länger als 5 Tage am Stück.

Vergiftung

Eine mögliche Vergiftung ist leider nicht immer sofort erkennbar bzw. diagnostizierbar. Bei Freigängern besteht diese Gefahr natürlich eher als bei Wohnungskatzen. Symptome können u.a. sein Erbrechen, Durchfall, Apathie.

Auf jeden Fall geht es Ihrer Katze plötzlich leider sehr schlecht.

Bei Verdacht auf Vergiftung oder verdorbenes Futter o.ä. als Ursache geben Sie Ihrer Katze sofort eine einmalige Gabe **Arsenicum album D 30.**

Hilft dies nicht schnell und sofort, bitte umgehend einen Tierarzt mit ihr aufsuchen.

Verletzung

Bei kleinen Verletzungen brauchen Sie i.d.R. nichts unternehmen, denn der Körper hat immer auch Selbstheilungskräfte.

Reichen diese jedoch nicht aus, dann geben Sie Ihrer Katze **Arnica D30**, eine Gabe am Tag, bis der Heilungsprozeß einsetzt, nicht aber länger als 5 Tage am Stück.

Verstauchung

Hat sich Ihre Katze ihr Pfötchen verstaucht, wird sie es kaum oder nicht aufsetzen, weil es ihr dann weh tut. Normalerweise müsste sie nun ihr Pfötchen schonen, damit es in Ruhe ausheilen kann.

Zur Unterstützung können Sie ihr **Arnica D30** geben, eine Gabe am Tag, bis sie nicht mehr humpelt, nicht aber länger als 5 Tage am Stück.

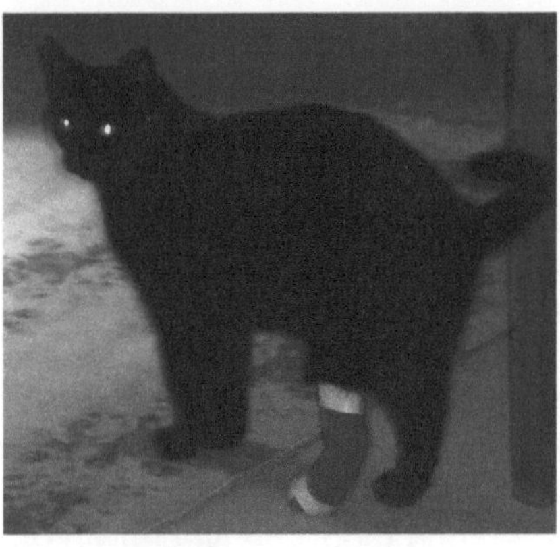

Verstopfung

Neigt Ihr Kätzchen zur Verstopfung, sollten Sie zum einen ggf. das **Futter wechseln**. Geben Sie ihr **Olivenöl** in ihr Futter oder auch **Milch oder Sahne** (ohne Zucker) pur, dies hilft i.d.R. immer gut und sofort.

Ihre Katze sollte sich viel **bewegen,** entsprechend bitte viel mit ihr spielen. Auch Bürsten und eine Massage regen die Verdauung an.

Läßt Ihre Katze über Tage absolut keinen Kot, dann geben Sie ihr eine einmalige Gabe **Opium D30.**

Wespenstich

Wurde Ihre Katze von einer Wespe gestochen oder haben Sie den Verdacht, weil sie plötzlich eine dicke Schwellung hat ohne erkennbare sonstige Ursache, ein Wespenstich kommt durchaus in Frage, geben Sie ihr **Apis D6**, meistens hilft bereits eine einmalige Gabe.

Würmer

Bei Würmern möchte ich zuerst darauf hinweisen, daß herkömmliche **Wurmkuren** pure Chemie sind und den Körper stark belasten. Sie helfen ferner nie vorsichtshalber, sondern nur dann, wenn die Katze tatsächlich Würmer hat. Denn eine Wurmkur tötet (!) die Würmer im Körper. Regelmäßige Wurmkuren sind daher weder sinnvoll noch zu empfehlen, weil sie den Körper lediglich belasten und mögliche Nebenwirkungen haben.

Besteht der Verdacht auf Würmer, sind Sie aber nicht ganz sicher, können Sie Ihrem Tierarzt eine **Kotprobe** Ihrer Katze zur entsprechenden Untersuchung bringen.

Eine Katze, die Würmer hat, frisst i.d.R. auffällig viel. Ist der Wurmbefall sehr stark, geht es ihr oft insgesamt nicht gut.

Erwachsene Katzen haben fast ausschließlich Bandwürmer. Hier erkennt der Mensch oft den einen oder anderen Bandwurm am After, der wie eine kleine Nudel aussieht bzw. wie ein Reiskorn, wenn eingetrocknet.

Hat Ihre Katze **Bandwürmer**, geben Sie ihr **Cina D 4 oder D6**, 3 Gaben am Tag, über den Tag verteilt, 1 Woche lang. Am 8. Tag geben Sie ihr abschließend eine einmalige und einzige Gabe **Calcium carbonicum D200.**

Katzenkinder dagegen und sehr junge Katzen neigen eher zu Spulwürmern. Bei stärkerem Befall erkennt man einen gewölbten Bauch bei der Katze, evtl. erbricht sie gar Würmer; diese sind ca. 4 bis 6 cm lang. Auch zu Husten können Spulwürmer führen – nicht jeder Husten aber ist eine Folge von Würmern!

Hat Ihr Kätzchen **Spulwürmer**, dann geben Sie ihr 3mal am Tag, über den Tag verteilt, jeweils eine Gabe **Abrotanum D3, D4 oder D6**, eine Woche lang. Und am 8. Tag geben Sie ihr eine einmalige und einzige Gabe **Calcium carbonicum D200.**

Zahnfleischentzündung

Frißt Ihre Katze schlecht oder gar nicht, könnte ihr Zahnfleisch entzündet sein, was ggf. ein Tierarzt diagnostizieren muß. **Das Zahnfleisch ist oft rot, entzündet, manchmal erkennt man einen roten Zahnfleischrand, die Katze mag speicheln.**

Zuerst sollte die Ursache für die Entzündung ausgemacht werden. Hat sie **Zahnstein?** Dann muß der Zahnstein zuerst entfernt werden.

Sind **Zähne kariös oder defekt?** Dann müssen diese leider gezogen werden.

Nie aber sollte man gesunde Zähne ziehen lassen! Leider greifen manche Tierärzte zu dieser rigorosen Maßnahme, wenn die Schulmedizin bei einer Zahnfleischentzündung nicht ausreichend weiter kommt. Doch Sie selber würden sich doch auch nie Ihre gesunden Zähne ziehen lassen...?!

Hier wenden Sie sich bitte lieber an einen fachkundigen Katzenhomöopathen, der Ihre Katze gesamt und ganzheitlich unterstützt und selbstverständlich die gesunden Zähne erhält.

Bei einer Zahnfleischentzündung, wenn die Ursache erkannt und ggf. behoben wurde, geben Sie Ihrer Katze **Mercurius solubilis D6**, 3 Gaben am Tag, **oder Mercurius solubilis D12**, eine Gabe am Tag, bis sie keine Entzündung mehr am Zahnfleisch hat.

Erkennen Sie einen **roten Zahnfleischrand**, können Sie ihr (ggf. zusätzlich) **Kreosotum D6** geben, 3 Gaben am Tag, bis die Entzündung ausgeheilt ist.

Reichen diese direkten Mittel aber nicht, sollte Ihre Katze einmal gesamt und konstitutionell von einem fachkundigen Katzenhomöopathen behandelt werden.

Zahnstein

Zahnstein sind Ablagerungen auf den Zähnen, die zu diversen weiteren Beschwerden führen können, u.a. zu einer Zahnfleischentzündung.

Hauptursache für die Entstehung von Zahnstein ist das leider ungesunde industrielle Katzenfutter. Daher sollten Sie auf jeden Fall auf eine **gesunde und natürliche Katzenernährung** setzen.

Es ist falsch, daß **Trockenfutter** vorbeugend gegen Zahnstein wirkt, denn genau das Gegenteil ist der Fall; gerade Trockenfutter kann zu Zahnstein führen, denn Trockenfutter ist absolut unnatürlich und ungesund. Damit die Zähnchen aber etwas zu beißen haben, und dies ist natürlich wichtig, sollten Sie Ihrer Katze immer mal wieder rohes Biofleisch (Pute, Hühnchen) anbieten.

Der Zahnstein selber sollte und muß entfernt werden, damit keine weiteren Beschwerden entstehen. Der Tierarzt macht dies oft in Narkose. Bitten Sie aber Ihren Tierarzt immer zuerst, es ohne Narkose zu versuchen, indem er den Zahnstein einfach abkratzt. Dies ist natürlich nur dann möglich, wenn Ihre Katze artig still hält. Auch wenn dies nicht so gründlich ist wie die Zahnsteinentfernung in Narkose, so ersparen Sie Ihrer Katze so die Narkose mit der entsprechenden Belastung des Körpers.

Aber auch mit der Homöopathie können Sie versuchen, den Zahnstein zu reduzieren. Geben Sie Ihrer Katze dann konsequent **Vermiculite D6**, 3 Gaben am Tag, 4 Wochen lang.

Sollte Ihre Apotheke bei Vermiculite Probleme bei der Beschaffung haben, versuchen Sie es im Internet in Online-Shop-Apotheken.

Zecken

Die eine oder andere Zecke gehört bei Freigängern einfach dazu. Sie sollten diese natürlich per Rausdrehen mit den Fingern oder einer Zeckenzange entfernen, müssen sonst aber nichts unternehmen oder sich Sorgen machen.

Bei sehr starkem Zeckenbefall können Sie Ihrer Katze **Bierhefeflocken** über Ihr Futter geben.

Geben Sie ihr dann ferner eine einmalige Gabe **Sulfur C30** oder 1mal am Tag **Sulfur D30**, 3 bis 5 Tage lang.

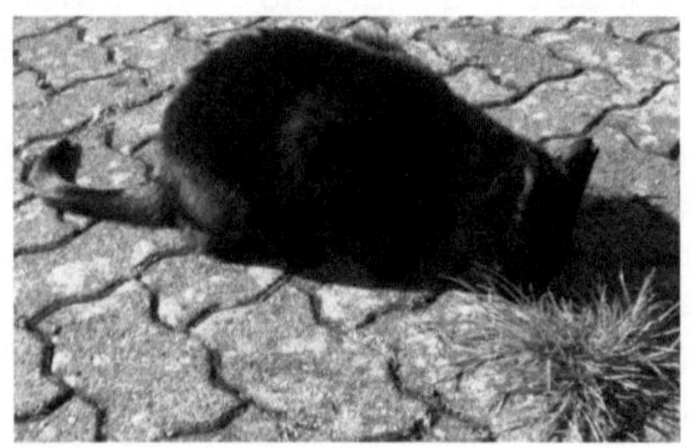

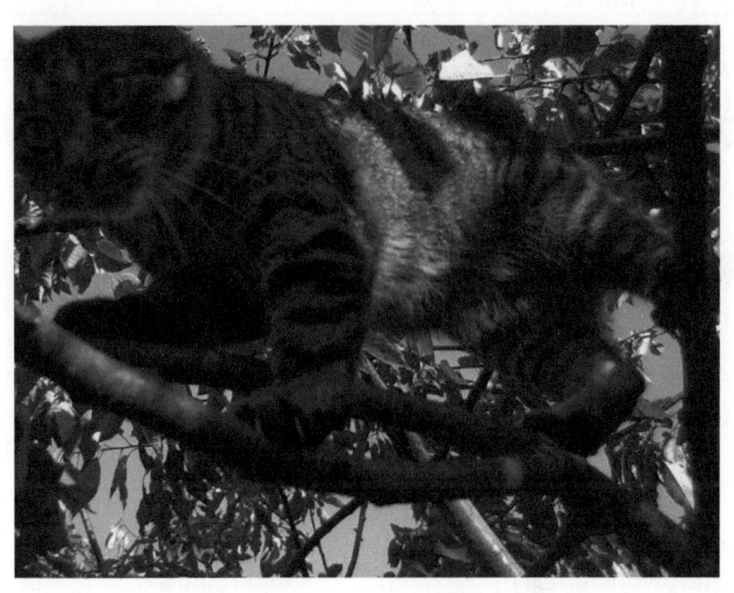

Mittelbeschreibungen
Symptomatische Verwendung

Homöopathisches Mittel	Angezeigt bei / Wirkung
Abrotanum (Eberraute)	Angezeigt bei Spulwürmern.
Aconitum napellus (Echter Sturmhut)	Mittel für akute Zustände, die auf einmal plötzlich und heftig auftreten, wie u.a. plötzliches, hohes Fieber
Allium cepa (Küchenzwiebel)	Angezeigt bei klarem, flüssigem, vermehrtem und deutlichem Tränen- und Nasenausfluß.
Apis mellifica (Honigbiene)	Sofortmittel bei einem Wespenstich. Angezeigt bei allem, wo die Schwellung im Vordergrund steht, bei Ödemen, Wassereinlagerungen.
Arnica montana (Bergwohlverleih)	Unterstützt die Wundheilung, z.B. nach Operationen, bei Verletzungen, bei Wunden. Angezeigt bei Blutergüssen, nach traumatischen Ereignissen.
Arsenicum album (Weißes Arsenik)	Nach verdorbenem Futter, bei Verdacht auf Vergiftung. Hautmittel, wenn Hautbeschwerden im Vordergrund stehen mit Juckreiz, Pusteln, kleinen Schuppen.

Baptisia (Wilder Indigo)	Die Katze sitzt vor dem Futternapf, speichelt, möchte fressen, kann es aber nicht. Fauliger Geruch aus dem Maul, Fieber, Erschöpfung. Katzenseuche.
Belladonna (Tollkirsche)	Plötzliche, heftige Entzündungen, alles ist feuerrot. Epileptische Anfälle.
Berberis vulgaris (Berberitze)	Unterstützt die Entgiftung der Leber. Angezeigt bei Harngrieß.
Calcium carbonicum (Kohlensauer Kalk)	Abschlußgabe bei Wurmbefall.
Calendula officinalis (Ringelblume)	Angezeigt bei Ohrmilben.
Cantharis (Spanische Fliege)	Blasenentzündung mit (viel) Blut im Urin.
Cina (Zitwerblüten)	Bei Bandwürmern.
Convallaria majalis (Maiglöckchen)	Angezeigt bei Herzklappenschaden.
Crataegus oxyacantha (Weißdorn)	Unterstützt das (Alters-)Herz bei Herzinsuffizienz, Hermuskelschaden.
Echinacea angustifolia (Sonnenhut)	Stärkt allgemein das Immunsystem.
Flor de piedra (Steinblüte)	Angezeigt beim Leberschaden, unterstützt die Leber.
Harpagophytum procumbens (Teufelskralle)	Angezeigt bei allgemeinen Bewegungsproblemen und Gelenkbeschwerden, reduziert Bewegungsschmerzen bei der älteren Katze.

Hepar sulfuris (Kalkschwefelleber)	Angezeigt bei Eiterbildung, Abszeß mit Eiterbildung, wenn die Katze dort berührungsempfindlich ist. Niedrige Potenzen wie D4, D6 hemmen die Eiterbildung, höhere ab D12 fördern sie.
Hypericum perforatum (Johanniskraut)	Ist immer dann angezeigt, wenn Nerven betroffen oder geschädigt sind, z.B. eingeklemmter Nerv.
Ignatia (Ignatiusbohne)	Kummermittel, angezeigt bei Trauer, Kummer, Verlust.
Ipecacuanha (Brechwurzel)	Wenn die Katze erbricht und gleichzeitig Durchfall hat.
Katzenschnupfen-Nosode	Nosoden werden aus dem eigentlichen Erreger hergestellt, hier aus Katzenschnupfen selber. Angezeigt bei Katzenschnupfen.
Lachesis muta (Buschmeisterschlange)	Das „homöopathische Antibiotikum". Bei Phlegmonen, bei infizierten Bissen, dunkelrote Blutungen. Katzenschnupfen.
Ledum palustre (Sumpfporst)	Angezeigt bei tiefen Biß-, Schnitt- und Stichwunden.
Lespedeza sieboldii (Strauchklee)	Unterstützt direkt die Nieren.
Mercurius solubilis (Quecksilber-Oxid)	Angezeigt bei Entzündungen, wenn die Entzündung im Vordergrund steht. Zahnfleischentzündung, Mundschleimhautentzündung, oft Pusteln und Bläschen.
Nux vomica (Brechnußbaum)	Angezeigt bei Erbrechen, bei „Arzneimittelmissbrauch" (wenn die Katze danach erbricht).

Opium (Schlafmohn)	Angezeigt bei Darmlähmung, wenn die Katze überhaupt keinen Kot lässt. Bei Niereninsuffizienz im letzten Stadium, wenn die Katze nach Urin/süßlich aus dem Mäulchen riecht.
Pulsatilla pratensis (Küchenschelle)	Bei dicklichem, grünlichem Ausfluß – Augenausfluß, Nasenausfluß, etc.
Rhus toxicodendron (Gifteiche)	Angezeigt bei Bewegungsbeschwerden, die am schlimmsten sind, wenn die Katze aufsteht und besser werden, je länger sie sich bewegt.
Silicea (Kieselsäure)	Dieses Mittel treibt kleine Fremdkörper aus. U.a. angezeigt bei Fisteln.
Solidago virgaurea (Goldrute)	Unterstützt die Nieren beim Ausschwemmen von Giftstoffen.
Spongia marina tosta (Meerschwamm)	Angezeigt bei Heiserkeit, Kehlkopfkatarrh.
Sulfur lotum (Schwefel)	Großes, tief wirkendes Mittel. Bei Hautbeschwerden, Hautauffälligkeiten, Schuppen, zum Ausleiten von Giftstoffen und Medikamenten. Regeneriert den Hautterrain. Angezeigt bei Parasiten (Flöhe, Zecken).
Symphytum officinale (Beinwell)	Angezeigt bei nicht heilenden Brüchen; zur Unterstützung, daß Bruchstellen wieder gut zusammen wachsen.

Syzygium jambolanum (Jambulbaum	Senkt den Blutzuckerspiegel, bei Diabetes.
Thuja occidentalis (Lebensbaum)	Angezeigt bei Impfschäden und Impfreaktionen, Impfsarkom, bei gutartigen Geschwülsten und Polypen.
Veratrum album (Weiße Nieswurz)	Angezeigt bei Kreislaufbeschwerden, Kreislaufkollaps.
Vermiculite (Aluminium-Eisen-Magnesium-Silikat)	Angezeigt bei Zahnstein, als homöopathische „Kur".

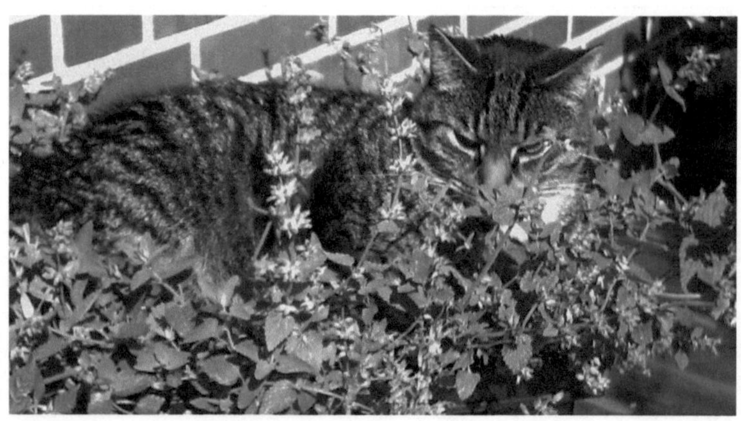

Homöopathische Hausapotheke

Diese homöopathischen Mittel sollten Sie am besten immer Zuhause parat haben:

Apis D6	bei Wespenstich, starke Schwellung
Arnica (D6) D30	bei Verletzungen, zur Wundheilung
Arsenicum album D6 (D12, D30)	bei Vergiftung, nach verdorbenem Fleisch
Echinacea D6	zur Unterstützung des Immunsystems
Hepar sulfuris D4 und D12	D4 fördert Eiterung, D12 hemmt sie, u.a. bei Abszeß mit Eiterbildung
Silicea D12 oder D30	treibt kleine Fremdkörper aus
Sulfur D30	zur Entgiftung, Reinigung des Körpers, bei Flöhen/Zecken, nach Medikamenten

<u>Bei Freigängern:</u>

Lachesis D30	bei Phlegmon, septische Prozesse

Gesunde Katzenernährung

Die Ernährung ist immer die Basis – für Gesundheit oder Krankheit. Daher ist es wichtig, daß unsere Katzen wirklich gesund und natürlich ernährt werden.

Die natürliche Ernährung ist immer die gesündeste; und dies ist bei unseren Katzen eine arme lebende Maus.

Wenn wir unsere Katzen gesund ernähren möchten, müssen wir daher versuchen, dieser natürlichen Ernährung so gut wie möglich nachzukommen.

Die Tierfutterindustrie ist eine sehr mächtige Industrie. Leider ist ihr Ziel nicht immer wirklich die Gesundheit unserer Katzen, sondern ausschließlich der Profit. Daher ist das durchschnittliche Fertigfutter im Handel selten wirklich so gut, wie uns die Werbung versprechen möchte.

Wie nah kommt Trockenfutter der natürlichen Ernährung, der lebenden Maus?

Sie sollten daher Ihrer Katze ausschließlich Feuchtfutter geben. Denn Trockenfutter ist die unnatürlichste und ungesündeste Ernährung überhaupt und kann für sich zu diversen Beschwerden führen, insbesondere zu Harngrieß und zu Hautbeschwerden.

Vermeiden Sie daher absolut jede Art von Trockenfutter!

Das Feuchtfutter sollte ohne ungesunde Zutaten sein wie Zucker (Caramel), Farb- und Konservierungsstoffe

(Zutatenlisten lesen!). Es sollte einen so **hohen Fleischanteil** wie möglich enthalten und so wenig tierische und pflanzliche Nebenerzeugnisse (dies sind Abfälle!) wie möglich.

Ziehen Sie den **Biobereich** immer vor.

Zusätzlich zum Feuchtfutter geben Sie Ihrer Katze gerne immer mal wieder **rohes Biofleisch** (Pute, Hühnchen), denn die lebende Maus der natürlichen Ernährung ist ja auch nicht gekocht.

Rohes Fleisch und Fertigfutter sollten Sie getrennt geben, da beides eine unterschiedliche Verdauungslänge hat.

Auch Fisch können Sie ab und zu geben, versuchen Sie auch ein wenig klein geraspeltes Gemüse und Obst, grünes Blattgemüse, Kräuter.

Stellen Sie die Ernährung Ihrer Katze aber bitte langsam und in kleinen Schritten um, denn Körper und Verdauungssystem müssen sich genauso umgewöhnen wie der Geschmackssinn Ihrer Katze.

Der perfekte Ersatz für die arme lebende Maus ist das so genannte **Barfen.** Hier ersetzen Sie die lebende Maus so gut wie möglich komplett. Wenn Sie diese Variante wählen, erkundigen Sie sich bitte genau, welche Nährstoffe die Katze wirklich braucht, damit sie nicht unterversorgt ist. Hier müssen Sie rohes Fleisch genauso geben wie Innereien, Knochen, ggf. Eier, ein wenig Getreide, Gemüse, etc.

Register

Eiter	14, 18
Entzündung	17, **22**, 33, 42
Epileptische Anfälle	**22**
Erbrechen	**23**, 28, 29, 37, 38
Ernährung	16, 20, 24, 34, 38, 43, **52**
Euphrasia	17
Fell	**24**
Fieber	**24**, 29
Flöhe	**25**
Flohmittel	25
Flor de piedra	32, **47**
Fremdkörper	15
Geschwulste	**25**
Geschwüre	29
Globuli	10
Halswickel	31
Harngrieß	**26**
Harpagophytum	16, **47**
Haut	**24**
heiser	31
Hepar sulfuris	14, 18, 37, **48**, 51
Herz	12, **27**, 31
Herzinsuffizienz	27
Herzklappenfehler	27
Hypericum	33, **48**
Ignatia	32, **48**
Immunsystem	17, **27**, 28, 29, 30, 35, 37
Impfreaktion	**28**
Impfsarkom	**28**
Impfung	21, 28, 30
Inhallieren	37
Ipecacuanha	23, **48**
Kastration	**29**
Katzengras	23

Katzenschnupfen	28, **30**
Katzenschnupfen-Nosode	30, **48**
Katzenseuche	**29**
Kehlkopfentzündung	**31**
Kolloidales Silber	36
Kreatininwert	34
Kreislauf	**31**
Kristalle	**26**
Kummer	**32**
Lachesis	18, 36, 37, **48**, 51
Leber	12, **32**
Ledum	18, **48**
Lespedeza	34, **48**
Leukozyten	29
Lycopodium	26
Magensäure	23
Medikamente	21, 32, 37
Mehrfachimpfung	28
Mercurius solubilis	17, 22, 33, 42, **48**
Mundschleimhautentzündung	**33**
Narkose	29,43
Nerven	12, **33**
Niereninsuffizienz	**34**
Niesen	**35**
Nux vomica	23, **48**
Ohrmilben	**35**
Opium	34, 40, **49**
Parasiten	25
Phlegmon	18, **36**
Pilzbefall	**36**
Potenz	8, 9, 10, 11, 12
Pulsatilla	15, 17, 23, 37, **49**
Rhus toxicodendron	16, **49**
Schmerzmittel	31

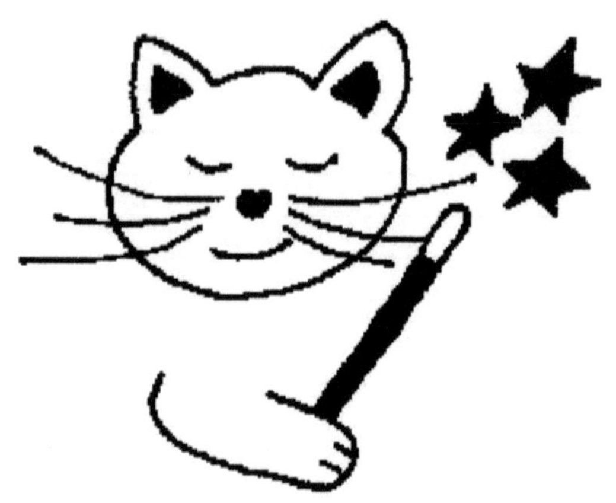

Weitere Bücher von Kirsten Schulitz:

Ganzheitliche Katzenfibel
Alternativer Ratgeber für ein glückliches und gesundes Katzenleben
ISBN 9783837092882

Liebe dein Leben und lebe deine Träume!
Ratgeber für ein glückliches und zufriedenes Leben in allen Bereichen, im Einklang mit dem Rest der Welt
ISBN 9783839119068

Endlich Vegetarier! Endlich Veganer!
123 einfache, schnelle, kreative, vegetarische/vegane Rezepte...
ISBN 9783837098198

Katzenseiten von Kirsten Schulitz im Internet:

www.Katzensprechstunde.de
Ganzheitliche Katzenberatung im Internet: Katzenhomöopathie, Katzenpsychologie, uvm.

www.Katzenportal.net
Das ganzheitliche Katzenportal: Was Sie wissen sollten, wenn Sie mit Katzen leben...

www.Katzenmagie.de
Katzenbücher von Kirsten Schulitz

Autorenhomepage Kirsten Schulitz:
www.kirstenschulitz.de

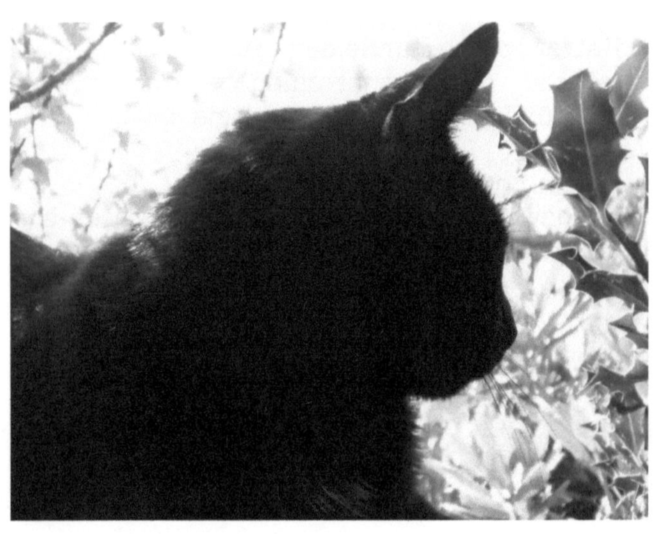